Gewürze

zum Kochen und Heilen

Dr. med. Yvonne Höflinger

W0110962

Rezeptbuch

Oertel+Spörer

INHALT

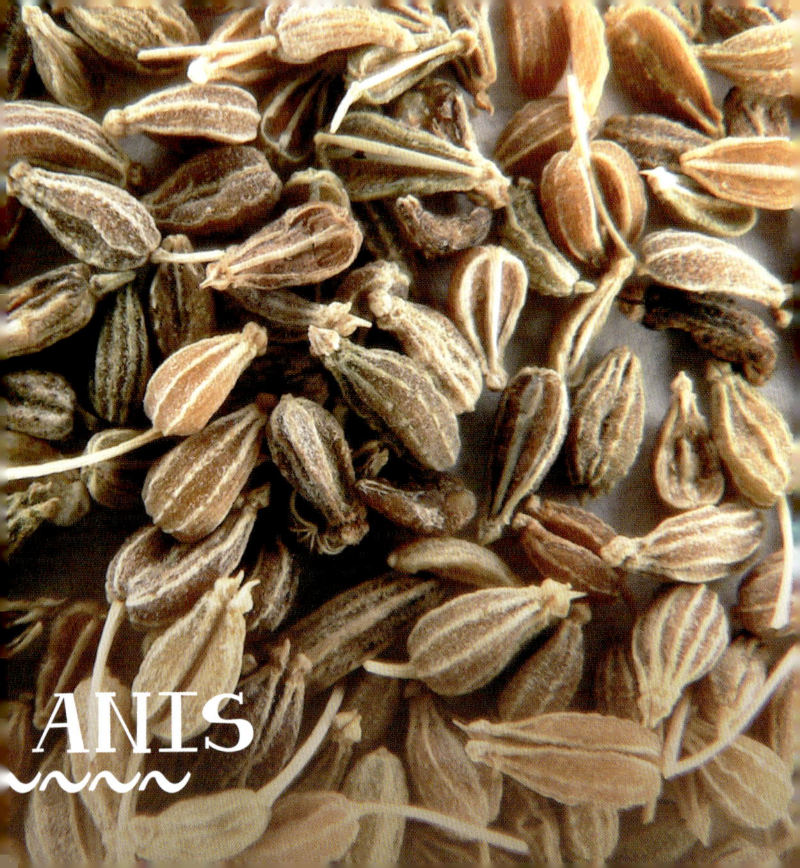
ANIS

SCHWÄBISCHE SPRINGERLE

Zutaten:

für ca. 80 Stück

- 500 g Zucker
- 500 g Weizenmehl Typ 405
- 4 Eier
- 1 kleine Messerspitze Hirschhornsalz
- etwas Zitronenschale
- Anis

Zubereitung:

Die Eiweiß werden zu steifem Eischnee geschlagen (mit 1 Prise Salz), mit dem Zucker und dann mit dem Eigelb noch eine ¾ Stunde gerührt, dann Zitronenschale, Hirschhornsalz und das gut getrocknete (einige Tage vorher in einem warmen Zimmer zum Trocknen stehen lassen), gesiebte Mehl zugeben. Den Teig auf ein Nudelbrett geben und mit den Händen gut durcharbeiten, bis er glatt ist. 1 Stunde kalt stellen, dann auswellen und in die mit Mehl bestäubten Springerlesmodel (Formen aus Holz) drücken, die Model umdrehen und die fertigen Springerle auf ein mit Butter bestrichenes, mit Anis ausgestreutes Blech legen. Man lässt die Springerle über Nacht stehen, befeuchtet vor dem Backen das Blech ggf. noch mit etwas Zuckerwasser und bäckt sie bei 160 °C ca. 20 – 30 Minuten. Nach dem Backen kann man sie in erkaltetem Zustand mit Zuckerfarben bemalen und als Christbaumschmuck verwenden.

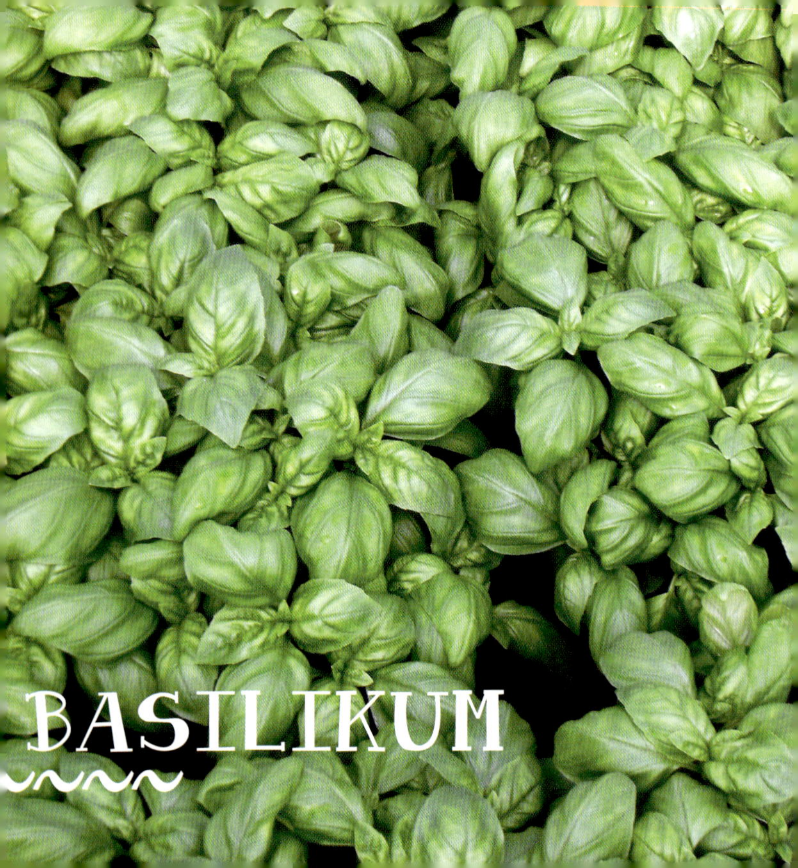

BASILIKUM

SALAT MIT GEBRATENEN AUSTERNPILZEN UND BASILIKUM

Zutaten:

für 2 Portionen

- 150 g Austernpilze
- 4 EL Olivenöl
- 1 Knoblauchzehe
- Salz
- grob gemahlener Pfeffer
- 100 g Eichblattsalat
- 6 – 8 Cocktailtomaten
- 2 EL Zitronensaft
- 1 Topf Basilikum

Zubereitung:

Austernpilze in heißem Öl von beiden Seiten her braun anbraten. Knoblauchscheiben zugeben und kurz andünsten. Mit Salz und Pfeffer würzen. Salatblätter, Pilze und halbierte Tomaten auf 2 Tellern anrichten. Den Bratensatz in der Pfanne mit Zitronensaft und 3 EL Wasser verrühren. Gehackte Basilikumblätter dazugeben und die Soße über den Salat gießen. Lauwarm mit Baguette servieren.

BOCKSHORNKLEE

INDISCHE KARTOFFELSUPPE MIT ROTEN LINSEN

Zutaten:

für 4 Personen

- 500 g Kartoffeln
- 2 – 3 Karotten
- 50 g rote Linsen
- 30 g Butter
- Salz
- Curry-Pulver
- Bockshornkleesamen-Pulver
- ½ l Gemüsebrühe
- 200 ml Kokosmilch
- 2 – 3 Frühlingszwiebeln

Zubereitung:

Die Karotten und Kartoffeln waschen, schälen und in Würfel schneiden, dann in der zerlassenen Butter in einem Topf andünsten. Salz, 1 TL Curry-Pulver, 1 TL Bockshornkleesamen-Pulver zugeben und mit der Gemüsebrühe und Kokosmilch ablöschen. Die gewaschenen Linsen zugeben und alles zusammen 15 – 20 Minuten bei geringer Hitze köcheln lassen. Die Frühlingszwiebeln fein schneiden und 5 Minuten vor dem Servieren dazugeben.

BOHNENKRAUT

FRISCHES BOHNENGEMÜSE NACH GROSSMUTTERS ART

Zutaten:

für 4-6 Personen

- 1 kg frische Stangenbohnen (zipflige Enden abgeschnitten, von Fäden befreit)
- 80 g Butter
- 40 g Mehl
- Petersilie
- Zwiebeln
- Salz
- Pfeffer
- Bohnenkraut
- Fleischbrühe

Zubereitung:

Die Bohnen in ca. 5 cm lange Stücke schneiden oder brechen, waschen und in nicht allzu viel Salzwasser nahezu weich kochen. In ein Sieb schütten und mit kaltem Wasser übergießen. Butter in einem Topf schmelzen, die fein geschnittenen Zwiebeln und Petersilie darin dämpfen, Mehl hinzugeben und hellgelb rösten. Mit Fleischbrühe ablöschen, mit einem Schneebesen ständig dabei rühren, mit Salz, Pfeffer und Bohnenkraut würzen. Dann die gekochten Bohnen zugeben und nochmals aufkochen. Hierzu passen sehr gut Bratkartoffeln.

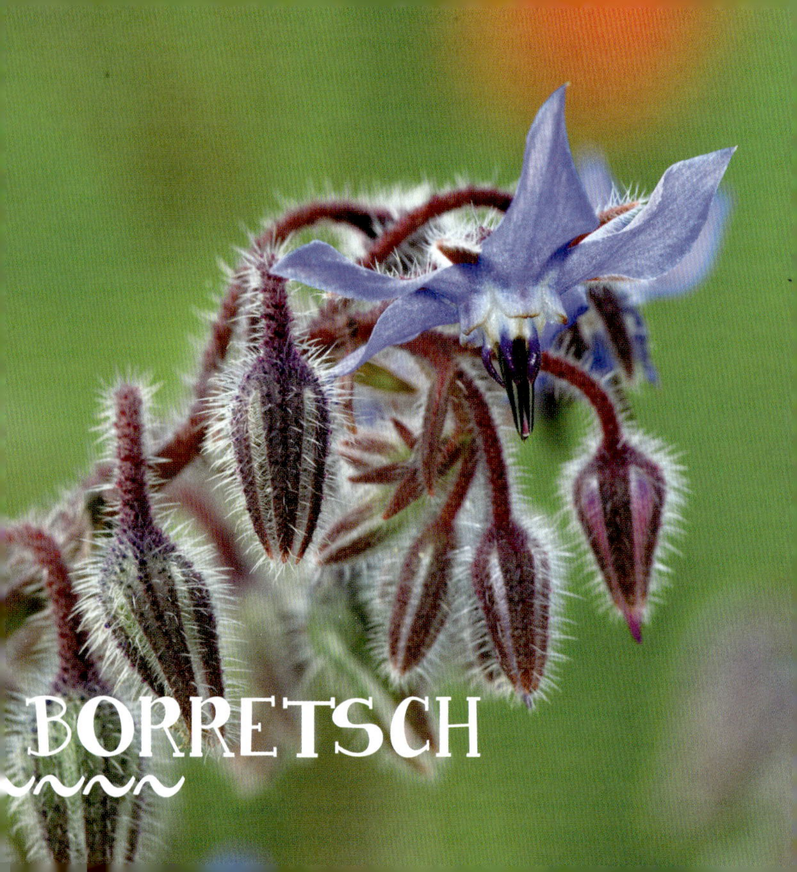

BORRETSCH

KRÄUTERDIP MIT BORRETSCH

Dieses Rezept ist als Beilage zum Aperitif im Sommer geeignet.

Zutaten:

für 4 Personen

- frische Stangengurken und Karotten

Für den Dip:

- 250 g Quark
- 3 – 5 EL Joghurt
- Salz
- Pfeffer
- ½ Bund Schnittlauch
- ½ Bund Petersilie
- Blätter von 3 Stängel frischem Borretsch und Liebstöckel

Zubereitung:

Quark zusammen mit Joghurt glatt rühren, die fein gehackten Kräuter untermischen und mit Salz und Pfeffer abschmecken.
Die Stangengurken und Karotten schälen und in ca. 10 cm lange feine Stifte schneiden, welche man in den Dip vor dem Verzehr eintunkt.

Der Dip kann auch als Brotaufstrich oder zu gegrilltem Fleisch gereicht werden.

CHILI

Zutaten

für 4 Personen

für die Salsa:

- 1 rote und 1 grüne reife Paprika
- 1 kleine frische Chilischote
- 1 Zwiebel
- 5 Frühlingszwiebeln
- 2–3 EL Limettensaft
- frischer Koriander
- Salz und Pfeffer zum Abschmecken

Zubereitung Salsa:

Die Paprika fein hacken und in eine Schüssel geben, dann die fein gehackte Zwiebel sowie den fein gehackten Koriander und Chili zugeben. Am Schluss den Limettensaft und mit Salz und Pfeffer abschmecken. ½ Stunde ziehen lassen. Passt zu Maisbrot, zu gegrilltem Fleisch oder als Dip.

SELBSTGEMACHTES SALSA MIT MAISBROT

Zutaten

für 4 Personen

für das Maisbrot:

- 150 g Maisgrieß
- 125 g Mehl
- 1 TL Backpulver
- 1 TL Salz
- 1 TL Chilipulver
- 1 Ei
- 250 g Buttermilch
- 4 EL Maiskeimöl
- Zusätzliches Maiskeimöl zum Fetten der Auflaufform

Zubereitung Füllung:

Backofen auf 225 °C vorheizen. Eine ca. 20 cm große runde Auflaufform mit reichlich Maisöl bestreichen. Diese Form leer zum Erwärmen in den Backofen stellen. Dann den Teig herstellen, indem man den Maisgrieß mit Mehl, Backpulver und Salz in einer Schüssel vermischt. In eine Mulde in der Mitte Ei, Buttermilch und Öl zugeben und alles zu einem Teig verarbeiten. Dann Salz, Pfeffer und Chilipulver unterrühren. Den Teig in die vorgewärmte Auflaufform geben und ca. 25 Minuten backen. Dann kalt werden lassen und schneiden. Zusammen mit dem Salsa servieren.

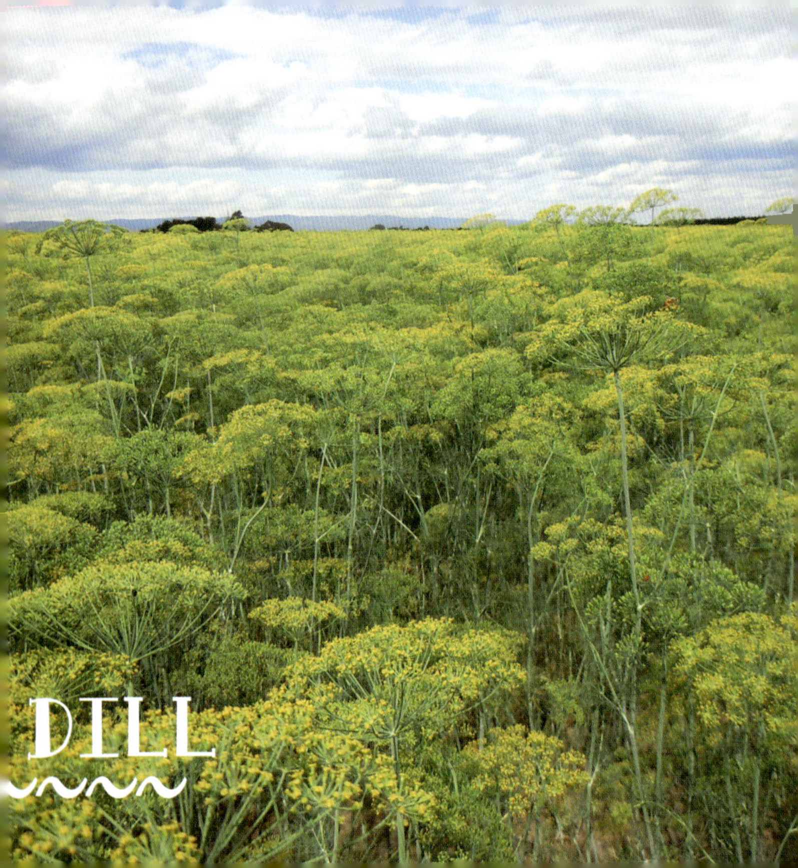

DILL

SYLVIAS FENCHELSUPPE MIT LACHSFORELLE UND DILL

Zutaten:

für 4 Personen

- ca. 750 g Fenchelknollen
- 2 Zwiebeln
- 250 g Kartoffeln
- 20 g Butter
- Salz und Pfeffer zum Abschmecken
- 1 l Gemüsebrühe
- 100 ml Weißwein
- 400 g Lachsforellenfilet (frisch oder geräuchert)
- ½ Bund Dill

Zubereitung:

Gemüsefenchel waschen, putzen und klein schneiden. Zwiebeln abziehen, halbieren und in dünne Scheiben schneiden. Kartoffeln schälen und in dünne Scheiben schneiden. Fenchel, Zwiebel und Kartoffeln in einem Topf in heißer Butter unter Rühren andünsten. Kräftig mit Salz und Pfeffer würzen. Gemüsebrühe und Weißwein angießen. Alles zusammen zum Kochen bringen und ca. 15 Minuten köcheln lassen.

Forellenfilet in schmale Streifen schneiden. In die Suppe geben und bei geringer Hitze ca. 3 Minuten gar ziehen lassen.

Dillspitzen abzupfen, fein schneiden und darüberstreuen. Nochmals abschmecken.

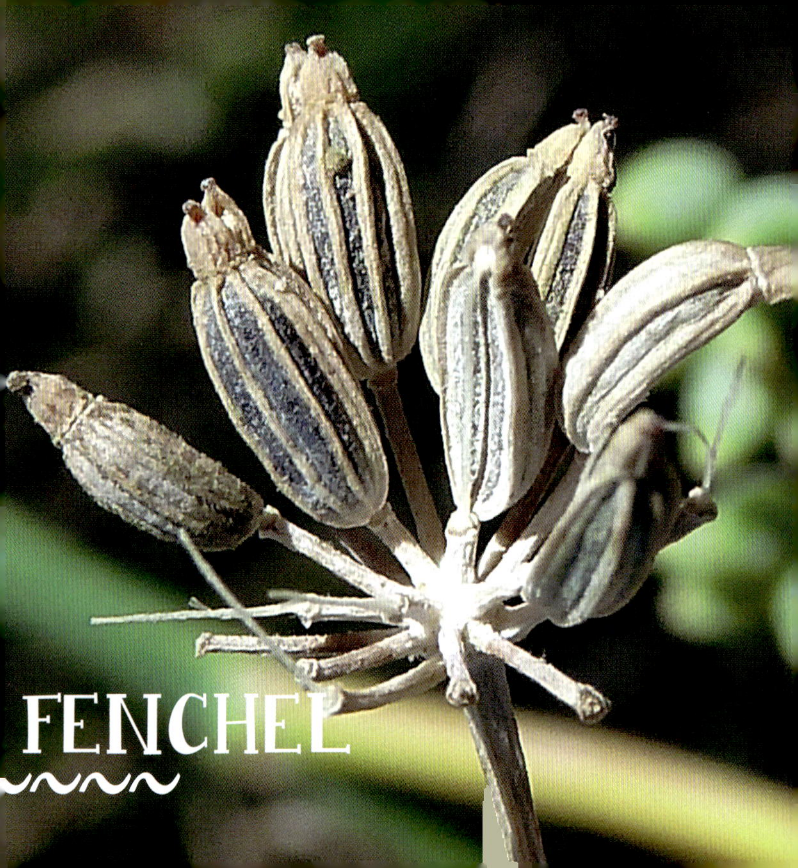

FENCHEL

MARGARETES SCHWÄBISCHES HUTZELBROT

Zutaten:

- 500 g getrocknete Birnen (= Hutzeln)
- 500 g Zwetschgen
- 500 g Nüsse
- 500 g Sultaninen oder Rosinen
- 500 g Feigen
- ½ Glas Kirschwasser
- 25 g Zimt
- 30 g Zitronat
- 30 g Orangeat
- wenig Nelken
- Fenchel und Anis nach belieben
- 500 g Mehl
- 125 g Zucker
- 25 g Hefe
- Salz

Zubereitung:

Die „Hutzeln" verlesen, waschen und einweichen, evt. zuschneiden. Ca. ½ Stunde kochen und über die entsteinten Zwetschgen schütten. Über Nacht zugedeckt stehen lassen. Am Abend zuvor macht man einen Vorteig. Nachdem er aufgegangen ist, bereitet man mit der Schnitzbrühe und Salz einen ziemlich festen Teig, gibt die mit Mehl vermengten Früchte darunter. Die Früchte nicht zu stark kneten! Den Teig von einem Ende abnehmen, auf die andere Seite werfen, so lange, bis sich alles von der Schüssel löst. Das Ganze mit Mehl bestreuen, den Teig zum Gehen stellen und wenn das Mehl Risse zeigt, Laibchen formen. An einem nicht zu warmen Ort nochmals gehen lassen, im gut heißen Ofen backen und die Laibchen mit der Schnitzbrühe bestreuen.

GALGANT

BIRNEN-GALGANT-CREME

Zutaten:
für 4 Personen

- 6 Blatt weiße Gelatine
- 2 Eier (getrennt)
- 2 gehäufte EL Zucker
- ½ Tasse Birnen- oder Apfelsaft
- 1 gestrichener EL Galgantpulver
- 1 unbehandelte Zitrone
- 2 Birnen
- ½ Becher Schlagsahne

Zubereitung:

Gelatine 5 Minuten in kaltem Wasser einweichen. Eigelb, Zucker und 2 EL warmes Wasser zusammen sehr schaumig schlagen, Birnen- oder Apfelsaft unterrühren. Gelatine in einen kleinen Topf geben, bei schwacher Hitze auflösen. Unter die Eiercreme rühren, kühlen. Zitronenschale abreiben, den Saft auspressen. Birnen waschen, abreiben und 4 feine Spalten herausschneiden. Mit Zitronensaft beträufeln und kühl stellen. Übrige Birne schälen, Kerngehäuse entfernen und klein würfeln. Birnenwürfel mit Zitronensaft und -schale mischen. Sobald die Creme zu gelieren beginnt, Eiweiß und Sahne getrennt steif schlagen. Zuerst Galgant-Pulver, Birnenstückchen, dann Sahne und zum Schluss den Eischnee unter die Creme heben. Im Kühlschrank gelieren lassen.

GEWÜRZNELKE

URSELS LEBKUCHEN

Zutaten:

für 2 Backbleche

- 500 g Honig
- 500 g Vollrohrzucker
- 4 Eier
- 1 Päckchen Zitronat
- 1 Päckchen Orangeat
- 250 g gemahlene Nüsse
- ½ Tasse warmes Wasser
- 1.000 g Mehl
- 2 Päckchen Backpulver
- 2 – 3 TL Lebkuchengewürz
- 1 Messerspitze Galgant
- 1 Messerspitze Zimt
- 1 Messerspitze gemahlene Nelken
- 1 Messerspitze Muskatnuss
- 1 Je nach Wunsch Mandeln und Schokoglasur zum Garnieren

Zubereitung:

Alle Zutaten zusammen zu einem Teig mischen und 2 cm dick auf ein mit Backpapier ausgelegtes Backblech streichen. Bei 175 °C 30 Minuten auf der mittleren Leiste backen und danach in noch warmem Zustand schneiden. Nach dem Erkalten lassen, je nach Geschmack, mit Schokoguss bestreichen und ½ Mandel darauflegen.

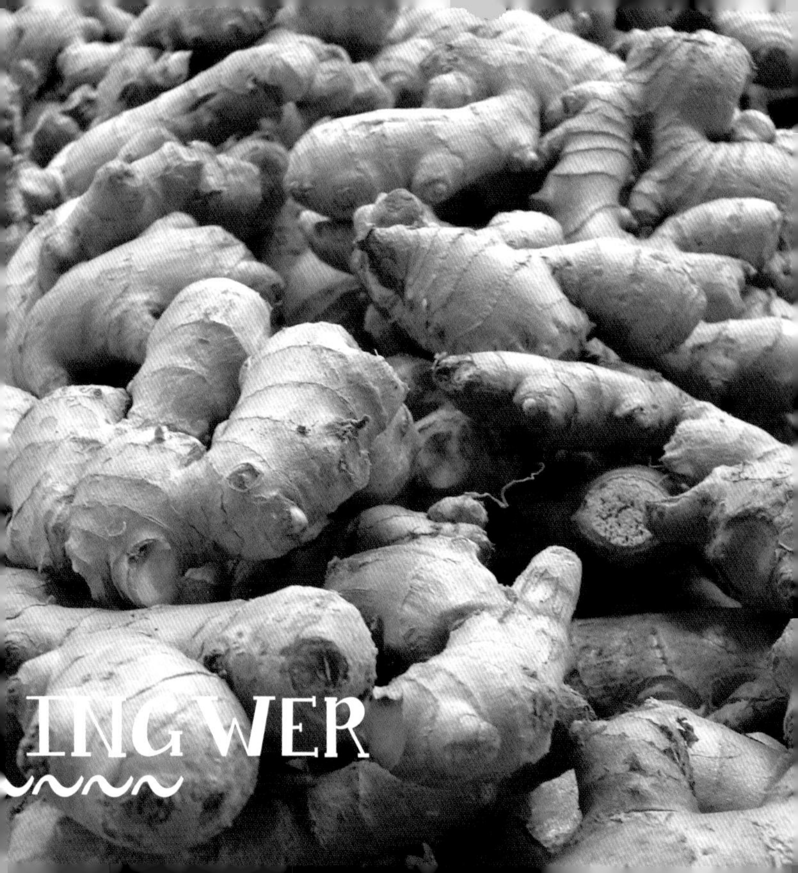

INGWER

INGWER-SUPPE MIT CHAMPIGNONS UND RINDFLEISCH

Zutaten:

für 4 Personen

- 100 g frische Champignons
- 175 g mageres Rindfleisch
- 3 EL Erdnussöl
- 50 g frische Ingwerwurzel geschält und in feine Scheiben geschnitten
- 2 TL Sojasoße
- 1 l klare Gemüsebrühe
- ½ TL Salz
- etwas Pfeffer aus der Mühle
- 3 Frühlingszwiebeln fein geschnitten
- 1 TL Reiswein

Zubereitung:

Das Rindfleisch in feine Streifen schneiden und in einer Pfanne im heißen Erdnussöl anbraten. Die Hitze reduzieren und dann die in Scheiben geschnittenen Champignons dazugeben, ½ Minute weiterrühren. Gemüsebrühe, Reiswein und Sojasoße zugeben und ca. 15 Minuten leicht köcheln lassen. Mit Salz und Pfeffer abschmecken und am Schluss die geschnittenen Frühlingszwiebeln darüberstreuen und servieren.

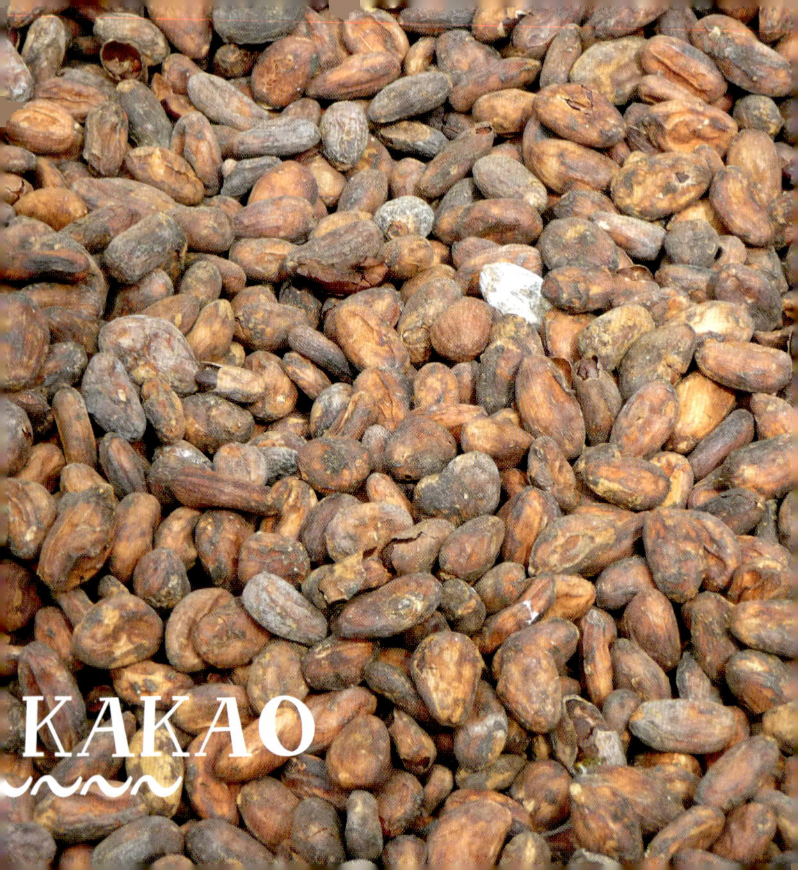
KAKAO

MOUSSE AU CHOCOLAT NACH MARIE-THÉRÈSE

Zutaten:

für 4 Personen

- 2 Suppenlöffel Milch
- 100 g dunkle (70%) Schokolade
- 6 Eier
- 1 Prise Salz
- 2 TL Kakao-Pulver (ohne Zucker)

Zubereitung:

Im Wasserbad die Schokolade zusammen mit der Milch zum Schmelzen bringen. Währenddessen die Eier trennen und die Eiweiß mit einer Prise Salz zusammen steif schlagen. In die geschmolzene Schokolade das Kakao-Pulver einrühren und dann ganz vorsichtig und langsam das steifgeschlagene Eiweiß. Die Mousse au chocolat in eine Schüssel füllen und mindestens 3 Stunden im Kühlschrank ruhen lassen.

KARDAMOM

INDISCHES KARDAMOM-HÄHNCHEN

Zutaten:

für 4 Portionen

- 800 g Hähnchenfleisch klein geschnitten
- 5 EL Sonnenblumenöl
- 1 El Butter
- 1 ½ El Kardamom-Pulver
- 1 TL Chilipulver
- 1 TL Kurkuma
- 2 El passierte Tomaten
- 150 ml Gemüsebrühe
- 300 g Joghurt
- Salz und Pfeffer zum Abschmecken

Zubereitung:

Öl und Butter in einer Pfanne erhitzen, Kardamom-Pulver hinzufügen und kurz anrösten. Dann das klein geschnittene Fleisch zugeben und unter Wenden anbraten. Chili, Kurkuma und passierte Tomaten hinzugeben, dann Joghurt und Gemüsebrühe und ca. 15 Minuten köcheln lassen. Dann erst abschmecken und mit restlichem Kardamom bestreuen. Dazu passt gut Basmatireis.

KNOBLAUCH

NICOLES VIETNAMESISCHER KRAUTTOPF

Zutaten:

für 4 Personen

- ½ Tasse klein geschnittene Zwiebeln
- 2 Knoblauchzehen, fein geschnitten
- 4 Tassen Weißkraut fein geschnitten
- 1 Tasse grob geraspelte Karotten
- Sojasoße und Paprika-Pulver nach Geschmack
- ½ Tasse geröstete, gehackte ungesalzene Erdnüsse (vor dem Servieren darüberstreuen)
- 250 g Basmatireis oder chinesische Nudeln

Zubereitung:

In einer großen Pfanne 2 EL Butter erhitzen, dann Zwiebeln, Knoblauch, Weißkraut und Karotten 5 Minuten unter Wenden anbraten, so dass das Gemüse knusprig zart bleibt, dann mit den restlichen Gewürzen abschmecken. Zum gekochten Reis, bzw. zu den Nudeln, die man auch daruntermischen kann, servieren. (Es kann je nach Geschmack auch mehr Knoblauch verwendet werden.)

KORIANDER

RINDFLEISCH-KORIANDER-CURRY

Zutaten:

für 4 Portionen

- 400 g Rinderfilet, in dünne Scheiben geschnitten
- 1 frische Mango in Scheiben geschnitten
- 1 Chilischote
- Salz, Pfeffer, Curry
- 1 TL geröstete Koriandersamen, im Mörser frisch zerstoßen
- 1 Bund frische Korianderblätter
- 1 Lorbeerblatt
- 200 ml Kokosmilch
- 250 ml Gemüsebrühe
- 1 – 2 El Sonnenblumenöl
- Saft einer Limette
- 1 – 2 TL Currypaste

Zubereitung:

Filetscheiben in heißem Öl von beiden Seiten anbraten, mit Salz, Pfeffer und Curry sowie Koriandersamen würzen, dann herausnehmen. Mango und Lorbeer im Bratfett kurz anbraten, mit dem Limettensaft beträufeln. Dann die Currypaste und die in Ringe geschnittene Chilischote hinzugeben und mit Gemüsebrühe ablöschen. Die Kokosmilch zugeben. Filet wieder hinzufügen und ca. 5 – 10 Minuten auf kleiner Flamme mitkochen. Am Schluss die fein gehackten Korianderblätter unterrühren. Nochmals mit Salz und Pfeffer abschmecken. Dazu passt Basmatireis.

KÜMMEL

KÜMMELSTANGEN

Zutaten:

- 500 g Mehl
- 20 g Hefe
- ¼ l Milch
- 1 TL Salz
- 100 g Butter
- Kümmel nach Geschmack

Zubereitung:

Das Mehl in eine Schüssel sieben, in der Mitte eine Mulde machen, die Hefe zerbröseln und hineingeben, darüber die lauwarme Milch schütten und mit einem Holzlöffel etwas Mehl damit verrühren, so dass ein Vorteig entsteht. Ein Haushaltstuch über die Schüssel geben und an einem warmen Ort gehen lassen. Dann gibt man die übrigen Zutaten hinzu und arbeitet den Teig mit der Hand durch. Man lässt ihn nochmals zugedeckt an einem warmen Ort bis zur doppelten Höhe gehen. Dann arbeitet man ihn nochmals mit der Hand durch und nimmt kleine Teigmengen heraus, die man mit den Handflächen zu Stangen rollt. Man legt diese auf ein mit Backpapier vorbereitetes Backblech und bestreut sie am Schluss mit Kümmel – je nach Geschmack. Man bäckt sie rasch im vorgeheiztem Ofen bei 200 °C ca. 10 Minuten. Sie passen sehr gut zu Bier oder Wein.

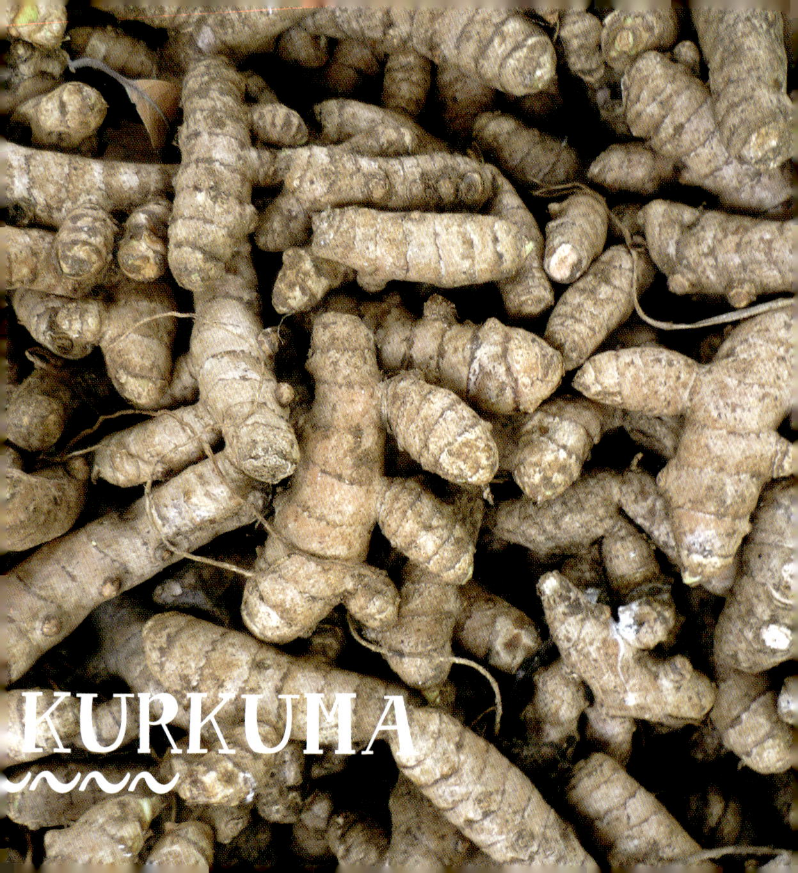

KURKUMA

KURKUMA-HÄHNCHEN MIT APRIKOSEN

Zutaten:

für 4 Personen

- 2 Hähnchenbrustfilets
- 1 Becher süße Sahne
- 1 Dose Aprikosen
- 1 EL Kurkuma
- ½ Glas Hühnerbrühe
- 1 Glas Weißwein
- 1 EL Butterschmalz
- Salz und Pfeffer zum Abschmecken

Zubereitung:

Die Hähnchenfilets in Scheiben schneiden und mit dem Butterschmalz in einer Pfanne anbraten. Die Aprikosen abtropfen lassen. Kurkuma zu den Hähnchenstreifen in die Pfanne geben und kurz mitrösten, dann die Aprikosen zugeben und mit Weißwein ablöschen. Hühnerbrühe zugeben sowie die Sahne und ca. 10 Minuten leicht köcheln lassen. Mit Salz und Pfeffer abschmecken. Dazu passt Basmatireis.

LIEBSTÖCKEL

GISELAS WÜRZPASTE FÜR SAUCEN UND SUPPEN

Zutaten:

- 200 g Karotten
- 100 g Sellerie
- 100 g Pastinake
- 50 g Petersilienwurzel
- 50 g Lauch
- 100 g frische, gemischte Kräuter wie Liebstöckel, Petersilie, Schnittlauch usw.
- 100 g Salz

Die Kräuter und Gemüse können anteilig variieren, jedoch sollte das Verhältnis Gemüse und Kräuter zu Salz 6:1 sein.

Zubereitung:

Die Gemüse und Kräuter werden in einem leistungsstarken Mixer roh püriert, dann das Salz gut untermischen und in Gläschen füllen.
Wichtig: Im Kühlschrank aufbewahren und zügig verbrauchen.

Diese Würzmischung kann Gemüsebrühwürfel beim Kochen ersetzen. Sie kann bis zu ½ Jahr im Kühlschrank aufbewahrt werden, da sie durch Salz konserviert wird.

LORBEER

SELBSTGEMACHTES ROTKRAUT

Zutaten:

für 4 Personen

- 1 mittelgroßer Kopf Rotkraut
- 1 EL Sonnenblumenöl
- 1 klein geschnittene Zwiebel
- 1 Tasse Wasser
- 2–3 EL Rotweinessig
- 3–4 EL Rotwein
- 1 fein geschnittener Apfel
- 1–2 TL Salz
- 2 Nelken
- 1 Lorbeerblatt

Zubereitung:

Das Rotkraut fein schneiden, dann, zusammen mit der Zwiebel, in einem Topf in heißem Öl andünsten, Wasser, Essig und Rotwein sowie die Gewürze zugeben und auf kleiner Flamme weich dünsten. Ggf. noch etwas Rotwein oder Wasser zugeben. Immer wieder mit dem Kochlöffel durchmengen. 30 Minuten vor dem Anrichten den klein geschnittenen Apfel zugeben und noch mitdünsten. Das Lorbeerblatt und die Nelken herausnehmen. Dazu passen Rindfleischrouladen.

MAJORAN

SCHWÄBISCHES KARTOFFELGEMÜSE MIT BAUERNBRATWÜRSTEN

Zutaten:

für 4 Personen

- 500 g festkochende Kartoffeln
- 2 EL Butter
- 1 Bund Petersilie
- 1 – 2 EL frische Majoranblätter, fein gehackt
- 1 klein geschnittene Zwiebel
- ¼ l Fleischbrühe
- Bauernbratwürste vom Metzger nach Bedarf
- Salz und Pfeffer zum Abschmecken

Zubereitung:

Kartoffeln schälen, in Schnitze schneiden und in Salzwasser abkochen. Butter in der Pfanne erhitzen, die klein geschnittene Zwiebel glasig dünsten. Petersilie und Kartoffeln zugeben, kurz anbraten, dann mit etwas Fleischbrühe angießen, so dass die Kartoffeln mit der Brühe bedeckt sind, Majoran zugeben und mit Salz und Pfeffer abschmecken. Dann etwas einköcheln lassen. Bauerbratwürste in einer gesonderten Pfanne anbraten. Mit Salat servieren.

MUSKAT

EIERSTICH MIT MUSKAT

Zutaten:

- 6 Eier
- 1 TL Muskat
- 1 Prise Pfeffer
- ½ TL Salz
- Gemüsebrühe aus frischem Lauch, Karotten, Sellerie und frischer Petersilie

Zubereitung:

Mit Hilfe einer Gabel die aufgeschlagenen Eier zusammen mit den Gewürzen verquirlen, dann in einen Gefrierbeutel geben und in einen Topf mit reichlich Wasser hängen. Kochen, bis der Eierstich fest ist, herausnehmen und in Würfel schneiden. Diese dann in die Gemüsebrühe geben.

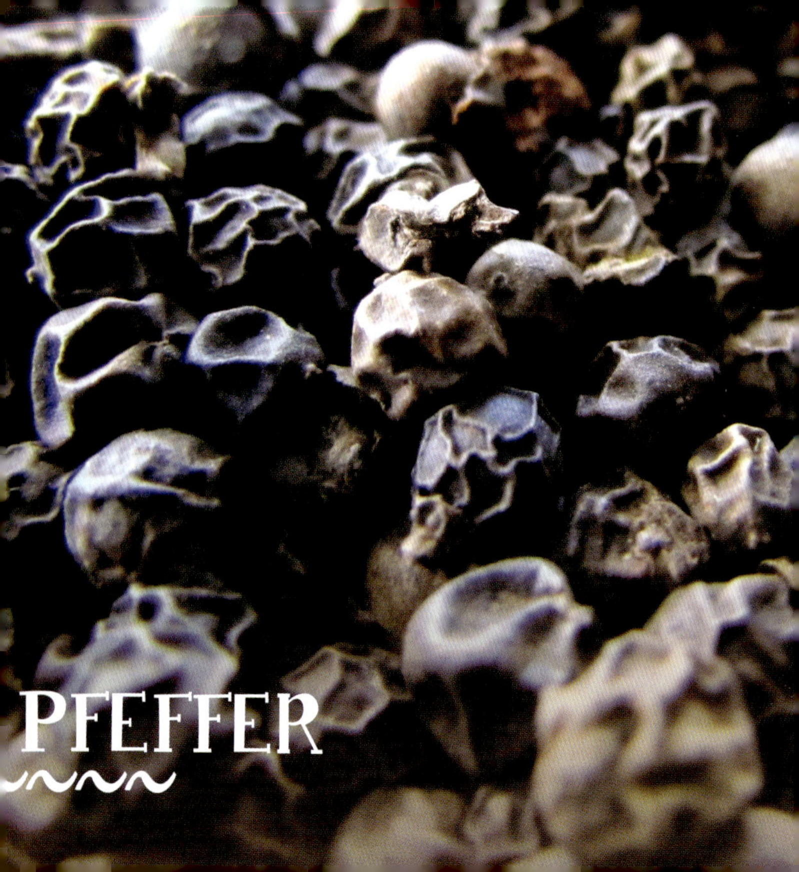

PFEFFER

FRANZÖSISCHES PFEFFERSTEAK

Zutaten:

für 4 Personen

(Dieses Gericht ist wegen des Alkoholgehalts nicht für Kinder geeignet.)

- 4 Rinderfiletsteaks, je ca. 200 g, gut abgehangen
- 2 EL Sonnenblumenöl
- 4 cl Cognac
- 20 g Butter
- 250 ml Sahne
- 1 EL schwarze und weiße Pfefferkörner
- Salz nach Bedarf

Zubereitung:

Pfefferkörner mit dem Rücken eines Messers grob zerdrücken und auf ein Brett streuen. Dann die Steaks darauflegen und von beiden Seiten die Pfefferkörner gut andrücken. Das Öl in der Pfanne erhitzen und die Steaks bei großer Hitze von beiden Seiten ca. 1 Minute anbraten, dann weitere 2–4 Minuten bei geringerer Hitze, je nach Geschmack blutend, medium oder ganz durchbraten. Steaks aus der Pfanne nehmen und salzen und im Ofen bei ca. 50 °C warm halten. Das Bratfett abgießen, die Temperatur erhöhen und mit Cognac ablöschen. Butter in die Pfanne geben, dann unter Rühren Sahne hinzufügen und etwas einkochen. Den Bratensaft einrühren. Die warmgehaltenen Steaks auf den Tellern anrichten, dann die Soße darüber gießen. Dazu passen sehr gut Röstkartoffeln und grüner Salat.

PFEFFERMINZE

COUSCOUS-SALAT

Zutaten:

für 4 Personen

- 400 g Fertigcouscous (nur noch mit heißem Wasser zu übergießen)
- 1 rote und ½ grüne Gemüsepaprika
- 3 reife mittelgroße Tomaten
- 1 Salatgurke
- ½ Bund Frühlingszwiebeln
- Olivenöl
- Saft einer Zitrone
- ½ Bund Schnittlauch
- ½ Bund Petersilie
- ½ Bund frische Pfefferminze
- Salz
- Pfeffer
- etwas Chilipulver

Zubereitung:

Fertigcouscous in eine Schüssel geben und mit ½ l Wasser übergießen und mit einem Küchenhandtuch bedeckt, quellen lassen. In der Zwischenzeit Paprika, Tomaten, Gurken und Frühlingszwiebeln klein schneiden. Ebenso Petersilie, Schnittlauch und Pfefferminze. Wenn der Couscous gequollen ist, mit einer Gabel auflockern und die Zutaten vermengen. Mit Salz, Pfeffer, evtl. etwas Chili-Pulver, Zitronensaft und Olivenöl anmachen, 30 Minuten im Kühlschrank durchziehen lassen, dann mit Brot servieren.

ROSMARIN

ROSMARIN-HACKFLEISCH-PARTYBRÖTCHEN

Zutaten:

für 4 Personen

- 4 Brötchen
- 3 EL Sahne
- 350 g Rinderhackfleisch
- 1 kleine Zwiebel
- 1 Gewürzgurke (fein geschnitten)
- 1 – 2 EL Zitronensaft
- 1 EL Kapern
- 1 Ei
- 2 El frischer Rosmarin (fein gehackt)
- 1 El nicht gehackter, frischer Rosmarin
- 1 – 2 EL Butter
- 2 mittelgroße, frische Tomaten

Zubereitung:

Die Brötchen halbieren und aushöhlen. Das ausgehöhlte Brot zusammen mit den übrigen Zutaten, außer den Tomaten, zu einem Fleischteig verarbeiten. Diesen in die 8 halbierten Brötchen füllen, Butterflöckchen darüber verteilen und ebenso Tomatenscheiben. Auf die Tomatenscheiben nochmals Rosmarin (nicht gehackt) streuen.
Im vorgeheizten Ofen bei 200 °C ca. 20 – 30 Minuten backen. Warm servieren. Dazu passt grüner Salat.

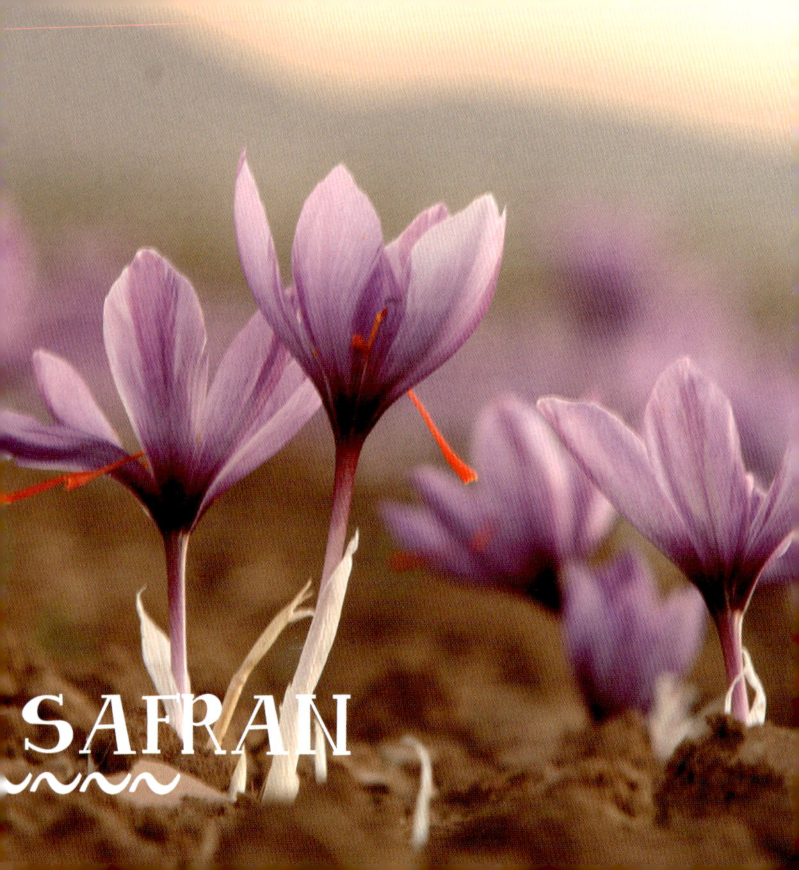

SAFRAN

PERSISCHER REIS NACH SEPIDEH

Zutaten:

für 4 Personen

- 4 Tassen Basmatireis
- 1 TL Safran
- 2 Kartoffeln
- 6 EL Sonnenblumenöl
- 1 – 2 TL Salz

Variante:

1 – 2 mittelgroße Karotten raspeln und zusammen mit 1 – 2 EL getrockneten Berberitzenbeeren in etwas Öl in einer Pfanne anbraten. Diese Mischung zwischen den Reis schichten.

Zubereitung:

Den Reis waschen, dann in Salzwasser halb gar kochen. Die Kartoffeln schälen und in ca. 3 mm dicke Scheiben schneiden. Diese in einem mit Öl gefetteten Topf auf dem Topfboden verteilen. Den Safran in ein wenig kochendem Wasser auflösen und mit 4 El Öl vermischen. Diese Mischung in einen heißen, mittelgroßen Kochtopf geben. 2 EL Öl daraufgeben und etwas Wasser nachgießen. Den Reis noch weitere ca. 45 Minuten weich dämpfen. Zum Schluss ein sauberes Geschirrhandtuch um den Deckel wickeln, das den überflüssigen Wasserdampf aufnimmt. Wenn der Reis fertig gegart ist, den Topfboden kurz in kaltes Wasser tauchen, dann den Reis auf eine Platte stürzen. Die knusprigen Kartoffeln bilden jetzt eine schöne Kruste.

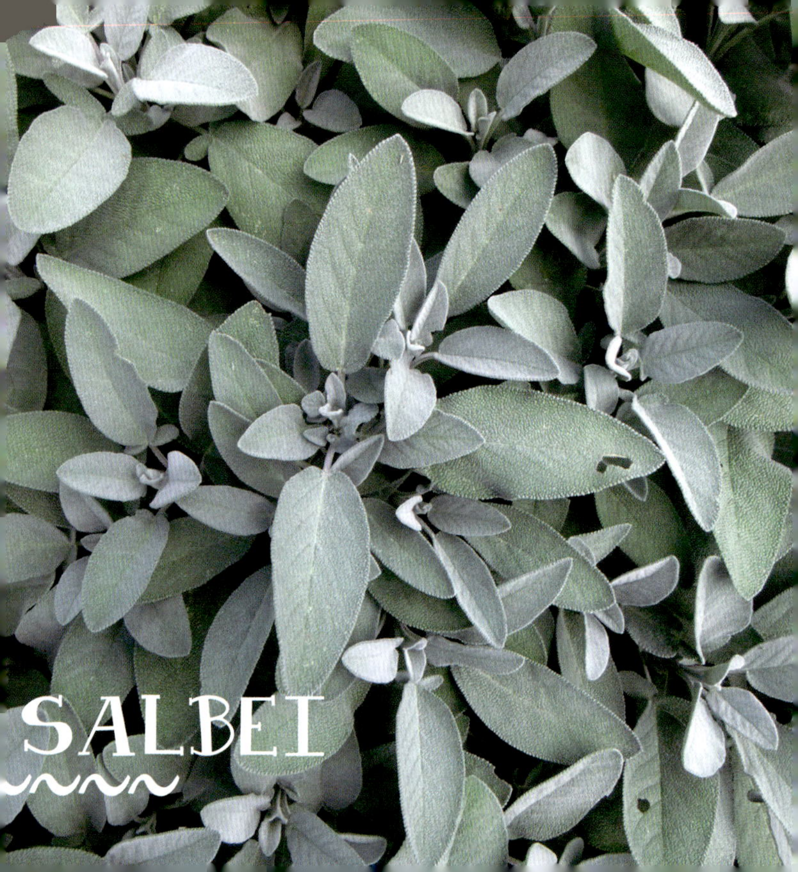
SALBEI

APFEL-SALBEI-GELEE

Zutaten:

- 1 l klarer Apfelsaft
- 50 ml Limettensaft
- 400 g Gelierzucker (3:1)
- ca. 25 Salbeiblätter

Zubereitung:

Apfelsaft, Limettensaft und Gelierzucker unter Rühren aufkochen, die Salbeiblätter hinzugeben und heiß in verschließbare Gläser füllen.

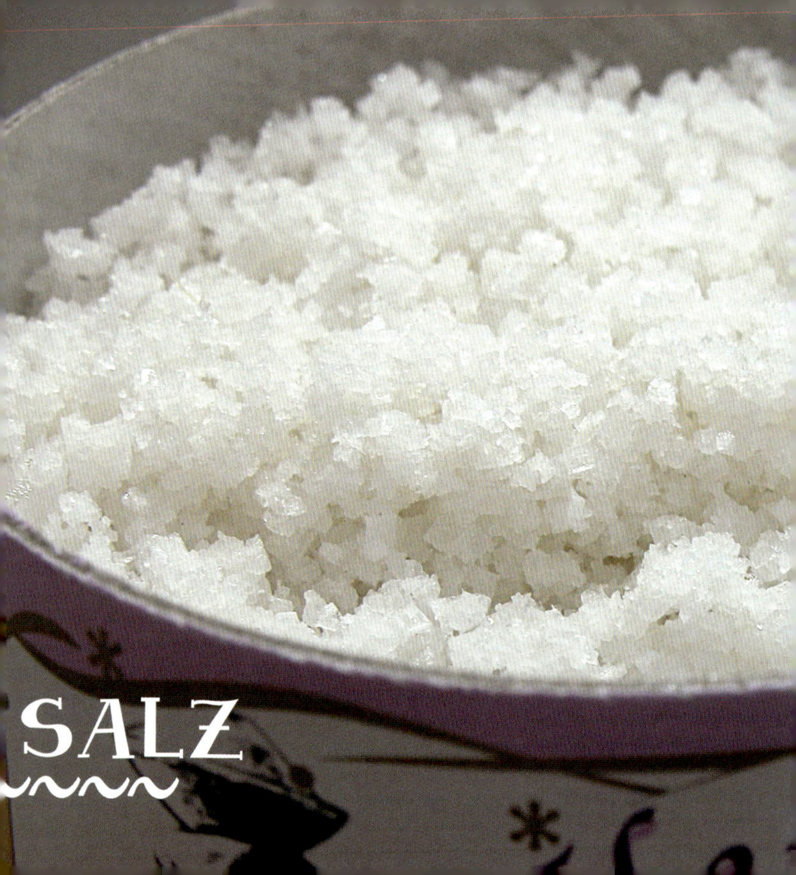

SALZ

SALZSTANGEN

Zutaten:

für ca. 30 Stück

- 350 g Weizenmehl (Type 550)
- 1 ½ TL Salz
- grobkörniges Salz zum Bestreuen
- 1 ½ TL Trockenhefe
- 200 ml lauwarmes Wasser
- 3 EL Olivenöl und zum Bestreichen noch etwas mehr

Zubereitung:

Mehl, Hefe und Salz in eine Schüssel geben, dann in eine Vertiefung in der Mitte Wasser und Öl hineingeben und alles zu einem glatten Teig verarbeiten. Diesen Teig herausnehmen und nochmals auf einer bemehlten Arbeitsfläche von Hand 5–10 Minuten gründlich durcharbeiten. Eine Schüssel mit Öl bestreichen, den Teig hineinlegen und mit einem Küchenhandtuch abgedeckt ca. 1 Stunde auf das Doppelte gehen lassen. Den Backofen auf 200 °C vorheizen. 2 Backbleche mit Öl einfetten oder mit Backpapier auslegen. Den Teig durchkneten und auf einer Arbeitsfläche zu einem Rechteck ca. 23 x 20 cm ausrollen. In 3 Streifen schneiden, dann jeden Streifen in 10 Stücke teilen. Diese Teigstreifen in ca. 20–30 cm lange Stangen rollen, mit Öl bestreichen, dann mit grobem Salz bestreuen und aufs Blech legen. Im vorgeheizten Ofen ca. 10 Minuten backen, dann wenden und 5 Minuten goldgelb backen. Auf einem Kuchengitter auskühlen lassen.

Diese Salzstangen passen hervorragend zu Bier oder Wein.

SENF

AVOCADOCREME MIT SENF UND EI

Zutaten:
für 4 Personen

- 3 reife Avocados
- 1 Becher Crème fraîche
- 1 EL scharfen Senf
- Salz und Pfeffer zum Abschmecken
- 3 hart gekochte Eier
- 1 – 2 EL Zitronensaft
- etwas frisch gehackte Petersilie

Zubereitung:
Avocados in der Mitte zerteilen, Kern entfernen, das Fruchtfleisch mit einem Löffel herausschälen und mit einer Gabel in einem großen tiefen Teller zerdrücken, die Crème fraîche und den Zitronensaft unterrühren, ebenso die Gewürze sowie den Senf und zum Schluss 2 der klein gehackten Eier. Die Crème in eine Schale füllen und zur Dekoration das dritte Ei klein gehackt darüber verteilen. Frische, gehackte Petersilie darüberstreuen.

STERNANIS

SÜSSKARTOFFEL-KAROTTEN-SUPPE MIT STERNANIS

Zutaten:

für 4 Portionen

- 300 g geschälte Karotten
- 350 g Süßkartoffeln geschält
- 25 ml Sonnenblumenöl
- 50 ml Sahne
- 100 ml Hühnerfond
- 4 ganze Sternanis
- 50 g Butter
- Salz
- weißer Pfeffer

Zubereitung:

Karotten und Süßkartoffeln klein schneiden, in der zerlassenen Butter andünsten, dann die Brühe aufgießen und die Sahne zugeben. Auf kleiner Flamme köcheln lassen, bis die Gemüse weich sind. Ggf. noch etwas Hühnerfond nachgießen. Nach 20 Minuten in einem Gewürz-Ei den Sternanis mitköcheln lassen, bis die Gemüse sehr weich sind. Das Gewürz-Ei herausnehmen und die Gemüse mit einem Pürierstab pürieren. Mit Salz und weißem Pfeffer abschmecken.

THYMIAN

WURST-BRIOCHE NACH YVETTE

Zutaten:

für 4 Personen

- 250 g Mehl
- 3 Eier
- 1 Prise Salz
- 1 Päckchen Backpulver, besser Weinsteinpulver
- 200 g Crème fraîche oder Schmand
- 1 Kochwurst
- 1 gestrichener TL frische Thymianblättchen

Zubereitung:

Die Wurst in kaltem Wasser in einem Kochtopf langsam erhitzen und 20–30 Minuten ziehen lassen. Das Mehl mit dem Backpulver, Salz, Eiern und Crème fraîche oder Schmand zu einem Teig verarbeiten. Am Schluss den Thymian hinzugeben und vermengen. In eine viereckige Kastenbackform die Hälfte des Teigs einfüllen, die gekochte Wurst darauflegen, dann den restlichen Teig darauffüllen und 45 Minuten bei mittlerer Hitze im Backofen backen. Danach auf eine Platte stürzen, in Scheiben schneiden und warm servieren.

VANILLE

SELBSTGEMACHTER VANILLEPUDDING

Zutaten:

für 4-6 Personen

- 2 ½ Tassen Milch (oder pflanzliche Milch wie Soja-, Hafer- oder Reismilch)
- 2 EL Honig
- 2 ½ EL Stärke
- ¼ TL Salz
- 2 Eigelb
- 2 Eiweiß (steif schlagen mit 1 Prise Salz)
- ¼ Tasse Wasser
- Mark einer Vanilleschote
- 1 El Butter

Zubereitung:

Milch auf kleiner Flamme erhitzen. In einer Schüssel mit dem Schneebesen Stärke, Honig, Salz, Eigelb und Wasser zusammenrühren, bis es andickt. Diese Mischung in die heiße Milch unter ständigem Rühren mit dem Schneebesen schütten und 2 Minuten auf sanfter Hitze kochen. Vom Feuer nehmen, Vanillemark zugeben und Butter. Vorsichtig 2 steif geschlagene Eiweiße darunter heben.

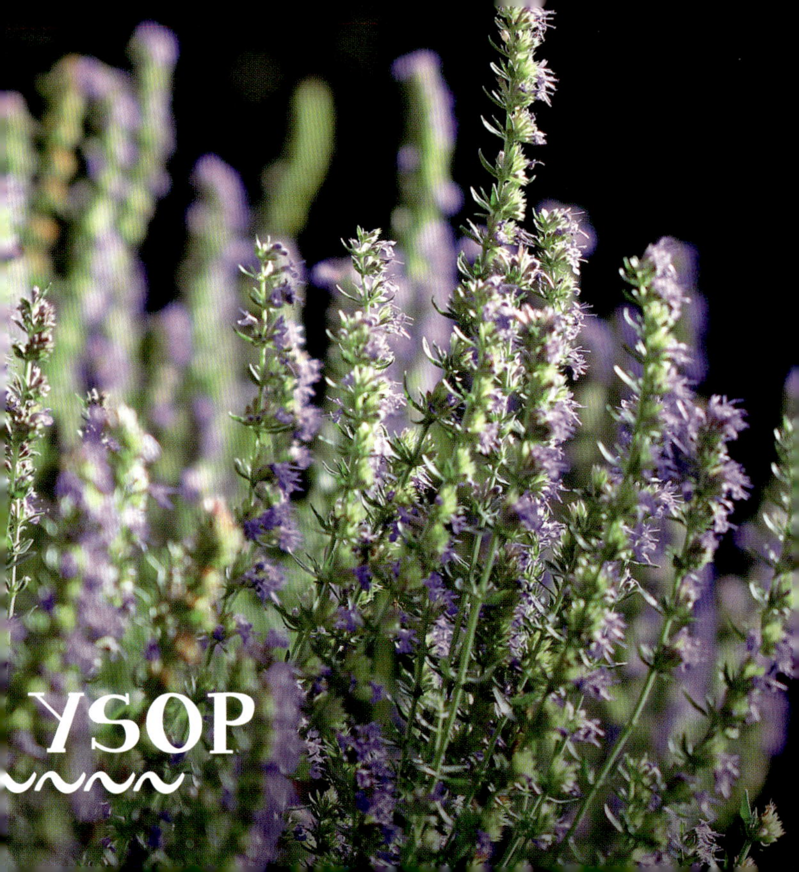

YSOP

KRÄUTERNUDELSALAT

Zutaten:

für 5-10 Personen

- 500 g Spiralnudeln
- 2 Paprikaschoten
- 2 Tomaten
- ½ Bund Frühlingszwiebeln
- 5 Wiener Würstchen in feine Scheiben geschnitten
- 2 Salbeiblätter
- 2 Blätter Pfefferminze
- 2 Blätter Zitronenmelisse
- 1 Stängel Ysop
- 1 Stängel Rosmarin
- Pfeffer, Salz, Paprikapulver und Sojasoße zum Abschmecken
- Olivenöl, Balsamicoessig je nach Geschmack

Zubereitung:

Die Spiralnudeln in Salzwasser und 1 El Öl al dente kochen, abgießen, kurz kalt abschrecken und in einem Sieb auskühlen lassen. Die Frühlingszwiebeln in feine Ringe schneiden, ebenso die Tomaten. Dann die Paprikaschoten in feine Längsstreifen schneiden und die Kräuter fein hacken. Alles in eine große Schüssel geben, dann die ausgekühlten Nudeln sowie die fein geschnittenen Wiener Würstchen zugeben und mit Olivenöl und Balsamicoessig anmachen und mit Salz, Pfeffer, Paprikapulver und Sojasoße abschmecken. Vor dem Servieren 1 Stunde stehen lassen.

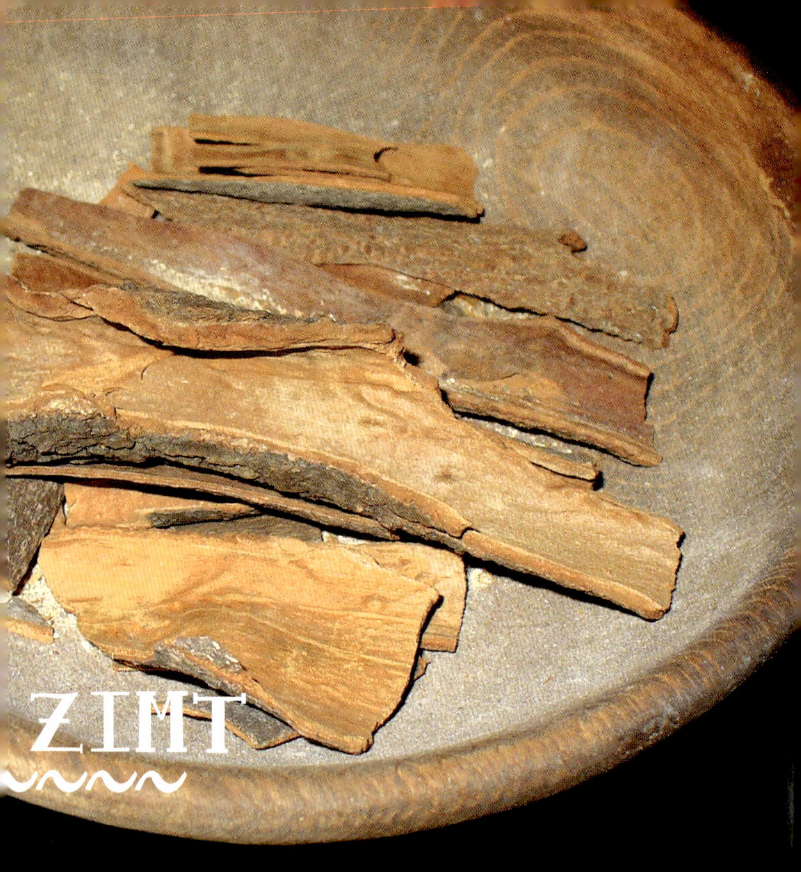
ZIMT

YVONNES ZIMT-APFELKRUSTEL

Zutaten:

für ca. 20 Stück

- 160 g Butter
- 4 Eier
- 3–4 EL Rohrzucker
- etwas abgeriebene Zitronenschale
- 1 Prise Salz
- 1 TL Zimt
- 340 g Weizenvollkornmehl
- 10 g Weinsteinpulver
- 400 g geraspelte Äpfel
- 1 EL Rosinen
- 1 EL Mandeln oder Sonnenblumenkerne

Zubereitung:

Butter mit Rohrzucker, Eiern, Zitronenschale und Salz schaumig rühren. Mehl und Weinsteinpulver vermischen und unterheben. Die Äpfel mit der Schale grob raspeln und zuletzt unterheben. Auf ein gefettetes oder, zusammen mit den Rosinen und Mandeln, mit Backpapier ausgelegtes Backblech mit einem Esslöffel Teighäufchen setzen und bei 180 °C 20 Minuten backen.

IMPRESSUM

Bildnachweis
Dr. Yvonne Höflinger: Titel, S. 1

Via Wikimedia Commons:
3268zauber, S. 22; Andreas Trepte, S. 10; Christian Mertes, S. 42; David Monniaux, S. 4; Dinkum, S. 40 Forest & Kim Starr, S. 20; H. Zell, S. 50; Holger Casselmann, S. 48; Matt Lavin, S. 14; Philmarin, S. 16; Radiuk, S. 6; Ram!n, S. 34; Safa.daneshvar, S. 38; Sivaranjani, S. 28

Die Angaben in diesem Buch sind von der Autorin sorgfältig recherchiert und geprüft, dennoch kann eine Garantie nicht übernommen werden. Eine Haftung der Autorin oder des Verlags und seiner Beauftragten für Personen-, Sach- oder Vermögensschäden ist ausgeschlossen.

© Oertel+Spörer Verlags-GmbH + Co. KG · 2014
Postfach 1642 · 72706 Reutlingen
Alle Rechte vorbehalten
Layout und Satz:
Bettina Mehmedbegović,
Oertel+Spörer Verlags-GmbH + Co. KG
Druck und Einband:
AZ Druck und Datentechnik GmbH, Kempten/Allgäu
Printed in Germany
ISBN 978-3-88627-363-8

Besuchen Sie uns auch im Internet:
www.oertel-spoerer.de

www.oertel-spoerer.de